Machard.

T 66
20

Te 66/20

QUELQUES

OBSERVATIONS

sur l'Aliénation mentale,

ET SUR LA MANIÈRE

DONT LE SERVICE MÉDICAL DOIT ÊTRE FAIT

DANS UN ASILE PRIVÉ OU DÉPARTEMENTAL

CONSACRÉ AUX ALIÉNÉS,

SOUMISES AUX MAGISTRATS A QUI LA LOI CONFIE L'ORGANISATION
ET LA SURVEILLANCE DE CES ETABLISSEMENTS.

PAR M. LE D. MACHARD,

MÉDECIN EN CHEF DES HOSPICES CIVILS DE DOLE, ET ANCIEN DIRECTEUR
D'UN ÉTABLISSEMENT PRIVÉ D'ALIÉNÉS.

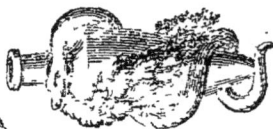

DOLE,

DE L'IMPRIMERIE DE L.-A. PILLOT.

1840.

QUELQUES

OBSERVATIONS

L'ALIÉNATION MENTALE,

et sur la manière

DONT LE SERVICE MÉDICAL DOIT ÊTRE FAIT

DANS UN ASILE PRIVÉ OU DÉPARTEMENTAL

Consacré aux Aliénés.

L'ALIÉNATION mentale est de toutes les infirmités qui pèsent sur l'humanité, la plus triste et la plus déplorable. Que devient l'homme, en effet, par la perte de sa raison? Objet d'effroi pour tous, d'intérêt et de pitié pour le plus petit nombre, sans volonté raisonnée, sans libre arbitre dans ses déterminations, il est déshérité des nobles attributs qui le plaçaient au sommet de la création; et déchu de son intelligence, il tombe dégradé au-dessous de l'animal. Arrivé à ce point d'abrutissement, ses sens pervertis ne portent au cerveau que des impressions fausses, qui provoquent des idées et des actes erronés; ou bien, dans les cas assez fréquents où les sens conservent la rectitude de l'impression, le même résultat, la même incohérence se manifestent dans les paroles et les actions; parce que ce sont les centres de perception qui sont troublés dans la mesure normale de leur action physiologique.

Qu'est-ce donc que cette intelligence sublime dont
l'homme est si fier, puisqu'un modificateur ou physique ou
moral peut la bouleverser et en briser tous les ressorts? Eh
quoi ! cet esprit qui s'élevait aux plus hautes conceptions,
ne peut donc plus maintenant pourvoir à la propre conservation de l'individu, ni même diriger ses appétits physiques,
tandis que l'animal, le plus simplement organisé, agit toujours dans toutes les phases de son existence, selon la direction que lui trace l'instinct, soit pour repousser les agents
de destruction, soit dans la satisfaction de ses besoins de nu-
trition. L'homme seul, l'homme frappé de folie, méconnaît
la loi de la nature, et rêve de meurtre et de suicide ; toute
idée de crime disparaît aux yeux de l'aliéné, qui, dans
l'oubli de sa raison, a fait couler le sang ; car l'erreur qui
le dirige et le captive, ne permet pas le repentir, et imprime
à ses traits l'expression d'une joie satanique, qui s'accroît
souvent à la vue du sang et de la victime.

D'aussi féroces entraînements ne dominent ainsi qu'un
petit nombre d'aliénés; et, par bonheur encore, les plus
violents et les plus furieux, sont ceux qui, traités à temps
et bien dirigés, offrent le plus de chances de guérison.

Plusieurs médecins pensent que la folie est toujours due
à une lésion idiopathique du cerveau plus ou moins profonde ; cette opinion est exacte dans les circonstances sui-
vantes : ainsi, toutes les fois que la folie succède à une
maladie grave, dans laquelle le cerveau, ou quelques-unes
de ses parties ont été compromises, comme à la suite de fiè-
vres cérébrales, des typhus, de l'apoplexie, etc. ; dans les
manies qui ont pour principe des lésions taumatiques de la
tête, dans celles qui sont accompagnées de symptômes épileptiques, et, enfin, dans les folies qui, après une durée de
plusieurs années, finissent par léser le cerveau, et y laissent
des traces de désorganisation, qui n'ont eu d'abord pour
principe qu'une action sympathique, dont la durée et la
constance ont fomenté la lésion idiopathique que décèle
l'autopsie.

Dans tous ces cas, l'incurabilité est presque absolue ; et, à
la mort, la nécroscopie dévoile des lésions variées dans les
organes encéphaliques, lesquelles sont loin pourtant d'être
toujours dans un rapport de gravité proportionnelle avec les
symptômes qu'ont offerts les sujets dans le cours de leur
maladie.

Bien plus souvent l'excitation cérébrale qui constitue la manie, a son siége principal et primitif dans des organes éloignés du centre de perception ; ce sont les viscères des appareils digestifs et génitaux, dont les névroses et les irritations chroniques, chez certains tempéraments nerveux et mélancoliques, et sous l'empire de causes morales plus ou moins énergiques, font éprouver à l'encéphale un retentissement sympathique, qui, par son action continue, décide des perturbations dans les sens et dans les centres nerveux de perception, qui déterminent l'aberration dans la rectitude et le rapport des idées, et amènent enfin la folie à la suite d'une émotion morale ou physique : tels seraient un violent chagrin, une déception cruelle et inattendue, une erreur grave dans le régime, etc.

C'est dans cette catégorie d'aliénations que se rangent plus particulièrement les monomanies diverses, la nymphomanie, l'érotomanie, la démonomanie, la lypémanie, etc. Quand les malades succombent à la suite de ces espèces de monomanies, on rencontre des désordres profonds dans les viscères abdominaux ; et si la maladie a eu une longue durée, le cerveau présente même aussi par fois des traces non équivoques d'inflammation, qui souvent, je dois le dire, sont le résultat de la dernière période de la maladie, que caractérise ordinairement un délire plus véhément, indice assez certain de phlogose dans quelques parties du cerveau.

Cependant on ne peut nier, puisque la pratique et l'expérience acquises au milieu des aliénés en fournit des exemples, que certaines manies ne sont point entretenues par des lésions organiques du cerveau ou d'autres viscères, bien que la nature des phénomènes qui en marquent le cours semblent dûs à de tels désordres organiques, et cela, par une raison qui nous paraît péremptoire. En effet, la guérison subite, qui, chez cette sorte de malades, apparaît du jour au lendemain, sans être précédée ou accompagnée de quelques mouvements critiques qui puissent expliquer la résolution d'une affection d'organe quelconque : affection qu'on eût pu considérer alors comme la cause et le principe matériel de la manie. Mais, nous le répétons, ces guérisons surviennent subitement et sans crises ; force est donc de les supposer exemptes de lésions matérielles organiques.

Pendant les cinq années que j'ai dirigé l'établissement des Capucins (Dole), dont j'étais copropriétaire, sur un nombre

de deux cents aliénés que j'ai eu en traitement, j'ai observé
quatre fois ces guérisons spontanées; deux fois, sur des manies continues en récidives, un an et douze ans après la
guérison, chez une jeune femme de 30 ans et un jeune
homme de 32 ans. Ces deux guérisons ont été obtenues le
cinquième et le sixième mois. Le troisième malade était âgé
de 22 ans, et atteint pour la première fois; il guérit au bout
de trois mois. Le quatrième cas me fut offert par une de-
moiselle de 25 ans, qui guérit au huitième mois. Tous ces
malades étaient frappés de manies continues, avec délire et
loquacité plus ou moins soutenus, et de fréquents actes de
violence. La jeune femme avait en outre des retours irré-
guliers de mouvements érotiques, qui se terminaient chaque
fois par une salivation exubérante.

Il est impossible d'admettre, dans cette spécialité de maniaques, l'existence de lésions organiques de quelque importance dans le cerveau, ou quelques autres viscères es-
sentiels; il est donc nécessaire d'attribuer les phénomènes que
présentent le cours de ces maladies, et leur exaltation souvent
fort remarquable, à une excitation nerveuse locale, et centralisée plus particulièrement sur un appareil d'organes lié par
d'étroites sympathies à l'encéphale. Ce retentissement sympathique, par sa continuité, sa fréquence, ou le degré de
sensibilité organique dont est douée la partie du cerveau qui
subit son action, peut y élever la vitalité au ton de l'irritation,
et détruire ainsi le rapport normal de cette portion avec le
reste de l'appareil cérébral, et en léser l'harmonie fonction-
nelle. Il faudrait connaître, mieux qu'il ne nous est donné de le
faire dans l'état actuel de la science, la manière dont s'établit, s'accroît ou diminue l'activité de nos perceptions; dans
quelles parties du cerveau, telles ou telles d'entr'elles s'opè-
rent; les rapports des diverses fonctions de l'entendement
avec certaines parties déterminées de la masse encéphalique,
auxquelles sont attribuées certaines opérations de l'intelligence;
enfin il faudrait aussi, selon le cas, reconnaître l'unité ou la
simultanéitée dans leur action; et, pour le dire en un mot,
nécessité serait pour nous de pénétrer dans des mystères dont
la nature s'est jusqu'ici réservée le secret.

En effet, les travaux immenses des physiologistes, et no-
tamment des Gall et des Spurshiem, ont eu pour résultats des
données générales plus spéculatives que pratiques, et qui n'ont
fourni jusqu'ici que bien peu de lumières, lorsqu'on a voulu

attribuer tels ou tels symptômes de manies , observés chez divers malades , à la lésion de telles portions déterminées du cerveau , assignées par ces physiologistes comme siége de l'opération intellectuelle , dont la perturbation était manifeste dans le cas spécial.

Ainsi , pour expliquer pourquoi et comment le délire et la violence qui , chez ces malades , étaient hier encore dans toute leur force , cessent aujourd'hui spontanément et les laissent dans le calme , sans autres accidents qu'un peu de faiblesse physique et d'affaissement moral , que dissipent bientôt de bons soins et des encouragements; pour expliquer , dis-je , une telle métamorphose , la science est en défaut : mais elle ne défend pas l'hypothèse , qui admet , en pareil cas , une modification subite , un retour instantané de l'innervation des parties morbidement surexcitées , à son type normal et physiologique. Par quelle cause ce retour est-il donc déterminé ? Laissons au temps et à de nouvelles découvertes le soin de le dévoiler; nous n'expliquons pas davantage , si non encore par hypothèse , pourquoi les douleurs névralgiques cessent aussi fort souvent spontanément.

La spécialité que nous signalons ici dans la manie , n'est point une vaine et stérile subtilité : ses conséquences en pratique sont graves , car elle établit une distinction qui réclame surtout une extrême réserve dans l'emploi des saignées larges et générales. Le résultat d'une marche opposée serait l'accroissement du délire et de l'excitation nerveuse portée au plus haut degré, auxquels succéderaient un affaissement rapide et progressif, qui , dans bien des cas , conduit à la démence.

Les causes de la folie sont très-multipliées : elles sont physiques ou morales. Parmi les premières , l'hérédité offre une disposition éloignée des plus puissantes; les coups, les chûtes sur la tête , l'insolation , les voyages dans les climats chauds , une configuration native et vicieuse du cerveau, des maladies antérieures dans lesquelles ce viscère a souffert; les abus des alkooliques, des jouissances de l'amour , les progrès de la syphylis , la rétrocession des exenthèmes ou autres éruptions , la suppression d'une hémorragie habituelle , celle des règles ou leur irrégularité , les suites de couches , etc. , sont autant de causes qui, dans des dispositions données de la constitution, soit naturelle , soit acquise , doivent déterminer des dérangements intellectuels , les unes par leur action prolongée , les autres à la suite d'une impression plus instantanée.

Les causes morales sont presque innombrables; car, dans les progrès de notre civilisation, elles se multiplient en raison de son développement.

Toutes les passions qui fermentent dans le cœur de l'homme peuvent, par leur excès ou leur mauvaise direction, porter le désordre dans ses facultés sensitives ou affectives. Mais cet excès est toujours relatif; car l'homme dont l'ame est fortement trempée, sait jouir avec calme et modération; il ne cède point aux enivrements de la fortune, et n'abuse jamais des faveurs du sort, parce qu'il connaît toute leur instabilité. Ne comptant pas sur un inaltérable bonheur, ces déceptions sont moins accablantes aux jours de l'adversité, et il accepte avec résignation des revers qu'il a dû prévoir; ni son ame, ni son intelligence, n'en sont ébranlées. Cet homme, au contraire, à l'ame molle, au corps sensuel se laisse aller, sans frein ni prévoyance, aux jouissances du luxe et à la satisfaction de ses appétits voluptueux; son cœur, son esprit s'amollissent, se dépravent; sa constitution s'affaiblit; il dévore sa fortune et sa vie: qu'un revers, un caprice du sort, l'atteignent alors, il cherche en vain dans son ame l'espoir ou des pensées consolantes; il n'y trouve que découragement et remords!... ses nerfs s'irritent, son esprit se trouble et s'exalte; incapable de commander à sa douleur, il fléchit sous sa propre faiblesse; sa tête se perd; et enfin il termine sa triste vie par un suicide, ou il languit dans une incurable folie.

L'amour contrarié, l'ambition déçue, l'orgueil blessé, la haine envieuse et vindicative, qui s'accroît dans son impuissance; la jalousie enfin, voilà les passions qui ébranlent les ames vulgaires, les égarent et les entraînent au crime ou à la perte de la raison.

Les déceptions de l'ambition, les pertes de fortune, celle de l'honneur; le désespoir d'une mère qui survit à son époux, à ses enfants; du père qui pleure un fils, son unique espérance, etc.; voilà des douleurs qui brisent l'ame, et contre lesquelles échouent les consolations de l'amitié et les conseils de la raison. Dans de tels malheurs, c'est à la religion, si pleine de douces espérances, à la philosophie qui élève et éclaire notre raison, que l'on doit demander d'efficaces secours.

Un accident imprévu, une joie excessive, une frayeur subite, peuvent briser à l'instant même les ressorts de l'entendement, et faire perdre la raison.

Des études ardues et opiniâtres dans les sciences exactes ou abstraites; les méditations ascétiques, des menaces imprudentes de damnation prononcées dans la chaire ou au tribunal de la pénitence; déterminent plus particulièrement la monomanie, la démonomanie, ou un délire mystique avec extase.

Ne négligeons pas de signaler comme une prédisposition très-puissante au dérangement des facultés intellectuelles, la direction vicieuse que quelques parents impriment à leurs enfants, par une éducation basée sur le faux principe d'une sévérité révoltante ou d'une indulgence également condamnable, qui flétrit et dessèche dans de jeunes intelligences des germes heureux et féconds, par l'abus des corrections rigoureuses dans les moindres écarts, ou d'un aveuglement absolu sur le développement des penchants les plus dangereux.

Si l'on réfléchit aux causes physiques et morales que nous avons signalées, et à un grand nombre d'analogues que nous avons omises, on pourra se faire une idée de leurs effets, pris égard aux variétés de constitutions que présentent les tempéraments divers, aux âges, aux sexes, et aux positions sociales, actuellement pour le plus grand nombre, si périlleuses et si éventuelles; et, alors, on se fera une idée des nuances infinies que doivent présenter, dans la forme et les symptômes, les aliénations mentales, selon les individualités.

Il serait absurde, ce nous semble, de faire des spécialités morbides de toutes ces nuances, d'après des analogies de phénomènes ou des simillitudes forcées dans les divers symptômes; car, en s'engageant dans cette voie, on arriverait à ce résultat : OBTENIR AUTANT D'ESPÈCES DE FOLIE QUE D'INDIVIDUS MALADES; ce qui est erroné.

Rattachons toutes ces nuances à des phénomènes généraux bien tranchés et peu nombreux, autour desquels elles viennent naturellement se grouper; et ces groupes se réduiront aux suivants : 1° la manie aiguë, continue, rémittente et intermittente ou périodique; 2° la monomanie, avec délire sur un seul sujet ou sur une série d'objets; 3° la démence aiguë, ou primitive, ou consécutive; 4° enfin, l'idiotie congéniale ou accidentelle.

2

MANIE aiguë **AVEC DÉLIRE** et fureur.	**CONTINUE.**	La continuité du délire avec accès d'exaltation ou de fureur, vocifération ou loquacité, agitation, activité dans toutes les puissances locomotives, exaltation d'un ou plusieurs sens, constituent la manie aiguë continue.
	RÉMITTENTE.	Mêmes symptômes, mais avec des rémissions plus ou moins longues et fréquentes.
	INTERMITTENTE.	Période de calme sans suppression du délire, mais avec diminution; les périodes de calme sont de quelques jours à quelques mois.
MONOMANIE.	**MONOMANIE**	Avec délire sur un seul objet, et raisonnement sain sur toute autre matière étrangère à ce sujet. (Ces monomanies pures sont les plus rares).
	MONOMANIE	Avec délire sur une série d'objets, c'est-à-dire sur un sujet et un nombre d'idées qui s'y rattachent.

Dans ces deux espèces, la violence est comme accidentelle; car, en général, le monomaniaque est calme, sinon au retour de ses accès. Celui qui médite le meurtre ou le suicide, ordinairement est sombre et silencieux; il recherche la solitude. Si, subitement et sans motifs connus, son front paraît serein, et si ses traits expriment la satisfaction, il faut se défier, son projet est arrêté; il croit s'être assuré les moyens d'exécution; si l'on ne redouble de surveillance, on aura à gémir sur une catastrophe.

DÉMENCE.	**DÉMENCE CONSÉCUTIVE.**	1° La démence peut frapper un insensé jeune dans le cours d'une manie aiguë, soit à la suite d'un traitement trop débilitant par l'abus des saignées, ou d'un régime exténuant, ou, enfin, à la suite de moyens de répression trop rigoureux et longtemps continués. Ces procédés dangereux ayant provoqué d'abord une exaltation excessive, ont entraîné un collapsus irrémédiable dans les centres sensitifs, et enfin la démence. Les démens, ordinairement calmes, peuvent, à la suite d'une contrariété fondée ou sans sujet, éprouver des accès de fureur,

DÉMENCE.

DÉMENCE CHRONIQUE.

2° La démence chronique succède, avec des transitions insensibles et par les seuls progrès du temps, aux manies anciennes. Le démens est calme ordinairement, et répond par fois assez juste aux questions simples qu'on lui adresse ; mais il ne peut rapprocher deux idées, les comparer, et tirer une conséquence de leur rapport. Il a l'intelligence d'un enfant, moins la mémoire du présent.

IDIOTIE.

IDIOTIE CONGÉNIALE.

L'idiotie est presque toujours congéniale, et alors accompagnée d'une conformation vicieuse de la tête ; elle est incurable. Elle est quelquefois compliquée d'hydrocéphalie.

IDIOTIE CONSÉCUTIVE.

L'idiotie peut succéder à la manie, par l'effet des causes que nous venons de signaler, comme propres à produire la démence. Elle peut être consécutive à l'épilepsie et l'accompagner ; naître à la suite d'autres maladies aiguës, et être produite par une frayeur, etc., etc.

Les idiots pourraient être distingués 1° en *imbéciles,* espèce d'automates susceptibles d'agir par imitation, et de se livrer à des actes, en quelque sorte, d'une simplicité instinctive; ils mangent avec voracité, satisfont à leurs besoins, se couchent, s'habillent seuls, et peuvent être même utilisés dans le service intérieur d'un établissement. 2° En *stupides.* Ceux-là connaissent à peine leurs besoins ; néanmoins ils mangent quand on leur donne les aliments, mais ne sauraient manifester le besoin qu'ils en ont ; ils sont sales ; il faut les lever et les coucher ; ils restent long-temps dans la même position, et en changent sans motif. 3° Enfin, les idiots proprement dits, n'ont pas même quelquefois l'instinct de mâcher ou d'avaler l'aliment qu'on leur met dans la bouche ; ils s'accroupissent dans un coin, et ne changent de place que quand on les y force ; ils sont malpropres par insensibilité ; c'est la matière presque brute et réduite à l'exercice imparfait des plus simples fonctions organiques.

L'idiot peut entrer en fureur ; et alors il devient dangereux si on ne le met aussitôt dans un lieu de sûreté ; car il est inaccessible aux menaces comme aux exhortations.

Le maniaque épileptique peut appartenir à toutes les catégories que nous venons d'exposer. L'épilepsie peut avoir précédé la manie, ou en être une complication. On rencontre plus souvent des épileptiques chez les idiots et les démens, bon nombre parmi les maniaques, mais bien peu parmi les monomaniaques.

La manie continue, aiguë et récente, offre de grandes chances de guérison ; elle s'obtient ordinairement du troisième au sixième mois, pour moitié du nombre des malades; six sur douze, par exemple ; pour l'autre quart, dans l'année, et un ou deux douxième sur le quart restant, dans le cours de l'année suivante. Sur les deux douxièmes les chances sont peu favorables, surtout si la paralysie ou la démence se déclare ; car la paralysie qui complique la manie, lui imprime le sceau de l'incurabilité absolue. Ma pratique cependant m'a offert, sur sept malades atteints de paralysie, un cas de guérison radicale ; la manie était continue, et la paralysie avait frappé les membres du côté droit. Cet accident s'était manifestée à la suite d'un typhus, qui avait eu lieu dans le cours de cette manie.

Les manies aiguës et périodiques rémittentes ou intermittentes guérissent aussi dans une proportion satisfaisante, au moins huit sur dix; mais les rechûtes sont fréquentes. Il faudrait, en telle occurrence, pour assurer une complète guérison, retenir le malade jusqu'au-delà de l'époque marquée par le retour présumé de l'accès, dû cette époque être retardée de plusieurs mois.

Les monomanies religieuses guérissent rarement : il est si délicat d'attaquer le principe sur lequel elles se fondent ! Ordinairement, c'est l'erreur d'une foi vive dans une ame ardente, mais faible. Il faut une adresse extrème pour pénétrer dans la confiance des malades de cette espèce, et diriger avec succès leur conviction.

La monomanie gaie guérit aussi, bien mieux et plus sùrement que la monomanie triste, ou *lypémanie*. Les monomanes suicides guérissent en petit nombre, et rechûtent souvent. Il faut, à l'égard de ces malades, être toujours en garde contre leur profonde dissimulation. Ils conviennent de leurs torts, pleurent sur leurs erreurs, et manifestent un repentir qui semble promettre la guérison. Eh bien ! souvent toutes ces apparences sont le résultat d'un calcul ; redoublez

de surveillance, exigez de nouvelles épreuves; si, plus con-
fiants, vous autorisez la sortie, croyez-le bien, vous aurez
bientôt un malheur à déplorer. Il en est de même pour la
monomanie du meurtre. Ces monomanies sont accompagnées
d'hallucination des sens, qui placent les malheureux malades
sous la domination d'êtres malfaisants, de génies mauvais
et fantastiques, qui se manifestent à eux par des *voix*, des
inspirations irrésistibles, qui les appellent incessamment au
meurtre et au suicide. Il est à remarquer que chaque monomane adopte un mode ou un instrument de mort : l'un choisit
le fer, et veut du sang; l'autre cherche la mort dans un
puits; un autre dans le feu; enfin un grand nombre adopte
la strangulation. Quand on a pu découvrir sur ce point les
idées d'un malade, cela aide beaucoup à la surveillance. Cependant, après une tentative d'exécution sans succès, le
monomane cherche, quoique rarement, un autre moyen d'at-
teindre son but. Une femme qui voulait périr par le feu, parce qu'elle se croyait damnée, avait déjà fait deux essais, sans
arriver au cruel résultat objet de ses vœux. Elle cassa une
vitre, sut en soustraire quelques fragments, et dans la nuit
chercha à s'ouvrir le ventre; elle fut arrêtée dans sa tentative, sans s'être fait d'autre mal que deux plaies superfi-
cielles. Cette malade ayant obtenu une sensible amélioration,
fut rappelée par ses parents; et un an après, elle se jeta dans
son foyer, s'y laissa rôtir à moitié, et mourut, à ce que j'ai
appris, dans d'atroces douleurs.

Le démens, l'idiot et le maniaque épileptique, sont in-
curables généralement. Toutefois, chez les jeunes sujets, la
démence peut guérir; mais il faut pour cela qu'elle remonte
au ton de la nuance aiguë; ce qui arrive quelquefois par
l'effet de la saison printanière ou estivale, ou d'une réaction
dans l'organisation physique du démens, qui a conservé sa
force et sa vigueur. L'art est inhabile à provoquer un tel
mouvement réactionnaire; mais en eut-il le pouvoir, il y
aurait danger à le faire, car la réaction dont nous parlons
peut entraîner une apoplexie mortelle. Il faut aider le mouvement de la nature, et en profiter avec habileté : voilà à
quoi l'art doit se borner, pour s'enfermer dans la limite du
bien.

Le traitement de l'aliénation mentale est physique ou
moral.

Le traitement physique se compose des moyens chirurgicaux, pharmaceutiques et hygiéniques.

Les moyens chirurgicaux sont les saignées générales ou locales, les vésicatoires, les cautères, les sétons, les ventouses, les moxas, etc.

Les émissions sanguines sont indiquées toutes les fois qu'un maniaque est dans un état d'exaltation, et présente des signes de congestion ou de phlogose générale ou locale. Quand la congestion est récente et peu intense, on doit préférer, si le sujet n'est pas très fort, les saignées locales au moyen des sangsues, des ventouses ; dans le cas surtout où le malade est d'une constitution fatiguée, très-irritable et nerveuse, on doit repousser les saignées générales ; elles accroîtraient la faiblesse, et laisseraient dominer l'exaltation nerveuse, en augmentant encore la violence du malade. Les saignées locales sont aussi de mises pour rappeler les hémorroïdes et les règles supprimées ou irrégulières.

Les exutoires, les sétons, les moxas, offrent de puissants moyens de révulsion ou de dérivation ; ils complètent l'effet des saignées : mais comme ces agents agissent avec lenteur, et n'ont d'effet suffisant qu'après un temps assez long, on les supplée d'abord par les vésicants, les bains synapisés, et les diverses sortes de rubéfiants de la peau, les ventouses sèches ou scarifiées ; et l'on entretient, selon le besoin, cette action dérivative jusqu'à l'effet des exutoires plus fixes, destinés à combattre les fluxions chroniques viscérales.

Les moyens pharmaceutiques que met à contribution le traitement de la folie, sont, selon les formes auxquelles on a affaire, les évacuants, émétiques et purgatifs. On emploie les drastiques, même de préférence aux simples laxatifs, quand, non content de solliciter une douce liberté du ventre, on reconnaît l'indication de dériver puissamment sur le tube digestif ; les calmants, les anti-spasmodiques, sont appelés à remplir une foule d'indications accessoires, et à dominer certains accidents nerveux. Du reste, comme les maniaques peuvent être atteints accidentellement d'une foule d'autres maladies, on sent que le médecin doit avoir recours, dans ces différentes éventualités, à tous les moyens de guérison ou de soulagement que lui offre la pharmacologie.

Nous devons parler ici des bains, non de ces moyens barbares employés autrefois pour terrifier les malades, sinon pour les guérir, désignés sous le nom de bain de *surprise,* et que l'on aurait dû nommer bain de *terreur.* Les bains tièdes et frais, les seuls dont nous ayons à nous occuper, sont des

moyens puissants et d'un usage indispensable dans le traitement de la manie ; les bains tièdes, surtout, doivent être pro-
longés autant que possible : des bains de trois à quatre heures,
à moins que les malades ne supportent cette prolongation
qu'avec anxiété et agitation, m'ont toujours paru d'un effet
salutaire. Un bain, ainsi pris, et seulement de deux en deux
jours, produit incomparablement plus d'effet que des bains
quotidiens d'une heure de durée.

La douche doit être appliquée avec prudence ; je ne l'em-
ployais que chez des malades très-agités, et sans tendance à
une congestion cérébrale, circonstance qui réclame d'autres
secours ; et encore j'avais soin de ne la prolonger que de deux
à cinq minutes, et d'y revenir après un repos de dix minutes. Je préfère, en général, les affusions sur la tête et les
douches en pluie. Souvent je remplaçais tout cet appareil par
une grosse éponge imbibée d'eau, plus ou moins froide, et
maintenue sur la tête comme un bonnet.

Les bains de fauteuil, d'eau simple, tiède ou froide, conviennent aux femmes dans les irrégularités menstruelles, selon qu'il y a érétisme ou relâchement dans les organes. Des
bains de cette forme, avec la morelle, la jusquiame, les têtes
de pavots, sont d'un effet souverain chez les femmes dont les
organes génitaux sont excités on frappés de spasmes nerveux.

Les secours hygiéniques consistent dans l'usage régulier de
tous les agents qui agissent sur l'aliéné, soit par l'effet de la
disposition des lieux d'habitation, soit par la nature et la
forme des vêtements, soit enfin par le choix et les propor-
tions des substances alimentaires. Ainsi, dans tout établissement d'aliénés, la bonne exposition, l'étendue suffisante, la
propreté des habitations, sont des conditions fondamentales
et indispensables de bien-être pour les malades ; après cela,
une bonne police intérieure, établie par un réglement sage
et ponctuellement observé ; des couches appropriées à la
condition des malades, entretenues dans la plus grande propreté possible (possible en raison des idiots et des gatteux) ;
des vêtements commodes et appropriés à la saison ; le changement du linge de corps toutes les semaines, chez les malades propres ; pour les autres, la règle étant l'exigence du
besoin ; enfin, une nourriture saine, suffisante, distribuée à
des heures convenablement réglées, soit aux tables communes
des malades calmes, et administrée surtout avec la sollicitude
et la surveillance des chefs aux malades agités, ou qui re-

fusent de manger, afin d'éviter les accidents résultants d'une inanition prolongée. A ces modificateurs hygiéniques, ajoutons ceux qui agissent sur l'intelligence malade des pauvres aliénés et qui constituent le traitement moral dont nous parlerons en détail, et nous aurons énuméré tout ce que l'art peut opposer à l'aliénation mentale.

Dans ce que nous avons dit et dans ce qui nous reste à dire, ayant particulièrement en vue la maison du Jura, dont la prospérité nous intéresse au plus haut point, nous ne répéterons pas ce qui a été dit par M. le Sous-Préfet sur cet établissement, dans son rapport publié dernièrement, aussi louable par les vues sages qui y sont développées, que par l'entente parfaite du sujet qui y est traité. Ainsi, renvoyant à cette intéressante brochure, nous ne parlerons pas de l'historique de la maison des aliénés, des changements qu'elle a subi à la suite des diverses destinations qui lui ont été attribuées ; nous renvoyons également au rapport de M. le Sous-Préfet pour la connaissance du régime intérieur, qu'il a exposé avec des détails et des vues qui déposent de son zèle bienveillant et de sa philantropie pour une classe d'infortunés si dignes d'intérêt.

Bornons-nous donc à quelques remarques :

L'asile des aliénés du Jura comporte de vastes bâtiments qui furent construits dans un autre but que celui qu'on se propose aujourd'hui, et qui, par cette raison, laissent beaucoup a désirer sur plusieurs points capitaux dans leur destination actuelle. Néanmoins, en utilisant bien l'espace, comme on l'a déjà fait dans plusieurs services, et en se livrant à quelques améliorations que l'on devrait opérer encore, on parviendrait à loger, si non parfaitement, au moins passablement, près de deux cents aliénés, c'est-à-dire ceux du Jura et du Doubs, dont la réunion ne dépasserait guère ce chiffre.

Aujourd'hui, que l'on ne reçoit dans cet établissement que des aliénés, le nombre de ceux que des maux accidentels conduit aux infirmeries, doit être infiniment restreint ; il ne doit pas dépasser le quinzième de la population totale des aliénés, c'est-à-dire douze ou quinze sur deux cents. D'après cette remarque, nous pensons que les salles destinées jusqu'ici aux infirmeries sont trop étendues, et seraient mieux utilisées si on les destinait à la catégorie des aliénés convalescents qui n'ont pas un service séparé. Deux salles plus petites, faciles à trouver dans les vastes bâtiments, serviraient aux infirmeries. Jusqu'à ce jour, on a fait du service des maladies accidentelles le service principal ; et dans un établissement d'aliénés où le traitement de la folie est le but absolu , ce service de l'infirmerie devient vraiment le service accessoire , en ce sens qu'il réclame le moins de temps du médecin.

Les loges des hommes occupent un local que l'on pourrait mieux destiner. Dans un établissement où les dortoirs vastes et bien exposés sont si rares , je vois avec peine que l'on maintienne , dans la plus belle salle de la maison, neuf loges , qui , ainsi placées à l'étage, sont d'un usage incommode et dangereux. Je ferai remarquer , d'abord , que la maison du Jura est la seule de France dans laquelle , contrairement aux usages , je dirai même aux règles sur la matière, on ait eu l'idée de placer des loges à l'étage ; et il en résulte 1° Difficulté et danger pour y transporter des malades furieux , en passant dans un escalier peu éclairé et fort étroit ; 2° trop grand éloignement des autres services, et surveillance trop pénible ; 3° difficulté des lavages à grandes eaux , nécessaires à la propreté des loges ; 4° privation de tout exercice pour les aliénés reclus. Si les loges étaient dans la salle au-dessous, au rez-de-chaussée , et au niveau de la cour, tous ces inconvénients signalés disparaîtraient ; et, de plus, on pourrait permettre aux aliénés reclus aux loges quelques instants de promenades dans une portion de terrain pris dans la cour , de la longueur du bâtiment, et de quelques mètres de largeur ; cet espace pourrait être fermé seulement par des palissades. On ne sait pas combien le contact du grand air, et un peu d'exercice, contribuent à ramener le calme chez les maniaques agités que l'on retient en loges ; il faut avoir apprécié, pour y croire, le bien-être qu'ils éprouvent dans ces quelques instants de demi-liberté, qui leur permet de remuer leurs membres enraidis et de respirer à ciel découvert.

Un des grands vices de l'établissement, est d'être restreint dans un espace exigu, qui ne permet aucun espoir d'agrandissement , puisque la voie publique le limite de toutes parts. Néanmoins, il est une ressource dont il faudrait se hâter d'user ; et elle consiste dans l'acquisition du terrain de M. le marquis de Froissard , séparé des cours de l'établissement par une rue , sous laquelle on pourrait pratiquer un passage souterrain , qui unirait, d'une manière assez commode, ce jardin aux promenoirs de l'hospice.

On ne peut établir moins de quatre catégories pour chaque

sexe, dans le classement des aliénés : 1° les fous violents,
furieux ; 2° les calmes et les démens ; 3° les convalescents ;
4° les idiots et les épileptiques.

Il faut donc huit promenoirs en tout pour les deux sexes ;
il n'en existe que quatre, et encore sont-ils on ne peut
plus exigus. Dans le terrain que nous proposons d'ache-
ter, on pourrait créer quatre promenoirs plus spacieux, pour
les convalescents des deux sexes, et pour les aliénés calmes et
démens ; il y aurait encore un peu d'espace libre, où les
femmes et les filles fortes et vigoureuses pourraient être
exercées à des travaux d'horticulture.

On ne se figure pas, quand on n'en a pas fait l'expérience,
combien l'espace est nécessaire à l'aliéné. Vouloir le contraindre à l'inaction quand il est agité, c'est opposer la digue
impuissante au torrent qui roule bientôt au-delà plus furieux ; donnez-lui de l'espace, au contraire, où il'puisse
sauter, courir, crier, chanter, et vous verrez ses mouvements actifs perdre peu-à-peu leur leur violence, et diminuer
à mesure qu'ils usent, chez le pauvre aliéné, l'excès d'irritabilité et d'exaltation qui l'entraîne ; et, au bout de quelques
heures, il rentrera dans le calme. Nous reviendrons plus
tard sur la nécessité de procurer aux aliénés un travail ma-
nuel, et comme moyen de distraction, et plus encore comme
moyen efficace de guérison.

Les aliénés des deux sexes couchent dans des salles communes, plus ou moins vastes, ou dans des pièces séparées,
ouvertes sur des corridors. Ces pièces peuvent contenir huit
lits ; et elles devraient être destinées aux épileptiques, aux
monomaniaques avec tendance au meurtre ou au suicide, ou
à tous autres actes dangereux ; enfin, à tous ceux qui forment
des sous-divisions peu nombreuses, et qui réclament une surveillance plus active et plus spéciale, et de jour et de nuit.
Dans chacune de ces pièces, un surveillant devrait être placé
dans un petit cabinet, fermé à clair-voies au-dedans de la
salle, afin de le protéger contre des voies de faits brusques et
des surprises de la part des aliénés confiés à sa garde, avec
une issue indépendante, sur le corridor, pour appeler de
l'aide s'il en était besoin. Les malades calmes, démens et les
convalescents, peuvent se garder seuls, et être surveillés par
les plus raisonnables d'entr'eux.

Les convalescents, les malades calmes et démens, ont besoin de deux dortoirs séparés ; les gatteux, les idiots doivent

être placés à part, et au rez-de-chaussé, en raison des soins de propreté que leur service exige. Les malades violents habituellement ou accidentellement, seront couchés isolément dans des chambres fortes ou dans les loges; et les plus furieux pourront y être maintenus sur le lit avec la camisole, pour éviter qu'ils ne se blessent ou ne s'exposent nus à la rigueur du froid des nuits.

Outre les surveillants de chaque dortoir, dont l'absolue nécessité est parfaitement sentie, il doit y avoir dans le service de chaque sexe un veilleur ou une veilleuse, chargés de se mettre plusieurs fois en rapport, durant la nuit, avec les surveillants et surveillantes de chaque dortoir, pour s'assurer de l'état des aliénés, et prêter aide, s'il est besoin, au surveillant qui le réclamerait. Ces veilleurs doivent être tenus de faire tous les matins leurs rapports au médecin sur tout ce qui s'est passé dans la nuit.

Quatre surveillants à gages suffisent pour chaque sexe, pour un service de cent cinquante à deux cents aliénés; ce serait un sur vingt ou vingt-cinq au plus. Au surplus, il est toujours facile, si les besoins le requièrent, d'adjoindre aux gagistes un pareil nombre de convalescents de bonne volonté, et il s'en trouve toujours; bien plus, ces malheureux qui ont éprouvé les tristes infirmités qu'ils sont appelés à soulager, s'y prêtent avec zèle, intelligence, douceur et patience : qualités que l'on ne rencontre que bien rarement dans ceux dont on a mis le dévouement à un prix fixe. On soutient, du reste, le bon vouloir et l'activité de ces suppléants par de petites récompenses, ou mieux par une rétribution mensuelle modique, qu'ils emploient à se donner quelques douceurs.

Il est un vœu que nous émettons encore pour la prospérité de cet établissement, en raison surtout de l'accroissement qu'il va acquérir par l'admission des aliénés du Doubs : ce serait que l'on achetât ou que l'on amodiât un terrain en culture, de quelques arpents, et à petite distance de la ville, où l'on mènerait travailler les aliénés tranquilles et les convalescents. Que de progrès dans les convalescences, que de sûreté dans les guérisons, résulteraient de l'exécution de ce projet! Je ne parlerai pas de l'utilité matérielle et de l'économie dans les consommations de la maison; ce point de vue n'est que secondaire, et cependant il est bon de le faire remarquer. Ce terrain cultivé par les bras des aliénés, avec grande utilité pour eux, ajouterait à leur bien-être matériel, en fournissant

en abondance le maïs, les pommes de terre, les racines et lé-
gumes verts et secs de toutes sortes, que l'on ne livre à la
consommation qu'avec réserve aujourd'hui, vu le prix constamment assez élevé de ces commestibles.

Je vois souvent les aliénés tranquilles et convalescents,
sortir et se promener dans la campagne sous la conduite de
leurs surveillants ; les mêmes aliénés se livreraient avec bonheur a des travaux champêtres, qui leur rappeleraient les
occupations auxquelles ils s'adonnaient aux jours de leur jeu-
nesse et de leur santé. Ces travaux les ramèneraient à d'anciennes et douces habitudes, dont le souvenir relèverait leur
ame, en développant progressivement et leurs forces physiques et leur raison.

Ces travaux agricoles sont appréciés par tous les hommes
qui ont une expérience spéciale sur les maladies mentales.
Tous les établissements considérables se sont procurés, ou
travaillent à se procurer des terrains de culture, pour faire
travailler leurs convalescents. La Salpétrière possède, à
petite distance, la ferme Sainte-Anne, où chaque jour on
conduit les aliénés au travail.

Il serait nécessaire de construire, dans le terrain dont nous
parlons, un hangard couvert, qui offrît aux travailleurs un
abris contre les chaleurs, au temps de leur repos ou des repas,
ou contre les surprises de l'orage et de la pluie. Des repas
ainsi pris et préparés en plein air, seraient, pour de pauvres
reclus, des instants de fête et de bonheur.

Dans la maison que je dirigeais, bien que mes pensionnaires fussent tous d'une classe riche ou au moins aisée, plusieurs s'adonnaient avec plaisir aux travaux d'horticulture,
et toujours avec progrès sensible vers la guérison. Il en est
chez qui je ne trouvais pas de meilleur moyen de dominer
l'exaltation, qu'en les excitant à piocher, à bécher et à conduire des terres dans une brouette, et cela à la connaissance
et à la satisfaction des parents.

Les soins de propretés sont dirigés avec zèle et constance
dans l'asile du Jura ; les dortoirs sont bien tenus, les couchers
convenables, et la nourriture ce qu'elle peut être pour le prix
qu'on lui attribue ; toutefois, pour la plupart des malheureux
aliénés, elle est meilleur et plus substantielle que celle dont
ils usaient dans leurs familles, ou que leur accordait la
commisération publique ; l'habillement est aussi très-bien
approprié aux saisons. Toutes ces dispositions heureuses sont

dues au zèle et à l'expérience éclairée de M. le Directeur, et aussi aux soins incessants et dévoués des sœurs de St. Vincent, qui le secondent de tous leurs efforts. Si les vues d'agrandissement des promenoirs, d'améliorations intérieures que je signale, et d'acquisition d'un terrain pour les travaux de culture, se réalisaient, l'établissement du Jura deviendrait réellement utile, et obtiendrait de nombreuses guérisons.

Jusqu'ici on a expliqué le trop petit nombre de cures et la grande mortalité qui ont eu lieu dans cet hospice, par la raison que l'on y a admis nombre d'aliénés, dont la maladie était ancienne, et présentait ainsi moins de chances de guérison. J'admettrai cette cause, pour un certain nombre de cas; mais je dirai aussi que, jusqu'ici, le traitement n'a pas été ce qu'il aurait dû être dans un établissement d'aliénés. On a traité aux infirmeries les aliénés pour leurs maladies accessoires, plutôt que pour l'aliénation. Le service médical a jusqu'ici consisté dans une visite quotidienne de trois quarts d'heure environ, et bornée généralement à l'examen des aliénés retenus aux infirmeries. On conçoit que, dans cette manière de faire, le traitement de l'aliénation, pour le très-grand nombre de reclus, le traitement moral, surtout, a été nul ou presque nul.

Loin de nous néanmoins la pensée de blâmer les médecins chargés de ce service! Depuis longues années cette maison, consacrée aux mendiants, ne réclamait qu'un service aux infirmeries; après cela, on y a introduit quelques aliénés, mais plutôt *en subsistance* qu'en traitement; car, pendant longtemps, il n'y a pas eu de salle de bains. Les médecins ne pouvaient donc faire plus qu'ils n'ont fait.

Mais aujourd'hui une loi philantropique et protectrice des malheureux aliénés réclame une modification dans l'organisation des asiles qui sont ouverts à leurs misères. Ce qui est dans la loi, ne doit pas être le sujet de mes observations; elle est sage, et offre des garanties réciproques, contre les dangers de l'arbitraire, aux familles, à la société et aux individus. Nous ne la considérerons ici que dans ce qu'elle exige du médecin, sans porter un regard indiscret sur ce qui, dans son exécution, est confié à la surveillance et au zèle protecteur des magistrats.

Le service des aliénés retenus aux infirmeries constitue une partie du service médical dans tout établissement d'aliénés; mais il n'en est pas la partie la plus difficultueuse. Celle qui réclame les heures et les sollicitudes du médecin, c'est la partie morale du traitement, la plus pénible sans contredit. Nous en parlerons plus bas; ici, déjà, nous pouvons dire que le législateur s'est montré prévoyant et bien enseigné, en prescrivant, comme condition de rigueur, le domicile du médecin dans l'établissement, sans exception, surtout pour les établissements privés. Que veut la loi dans cette prescription ? Elle veut que le service et la surveillance du médecin, soient de tous les instants ; qu'il se consacre tout entier aux soins qu'exigent les infortunés au milieu desquels il doit passer de longues heures, soit pour étudier les symptômes souvent si insidieux dans les formes variées de leurs maladies, soit pour entendre leurs plaintes, pour les éclairer, et, enfin, les consoler. Le médecin placé à la tête d'un hospice d'aliénés, doit se pénétrer de cette pensée : que la société lui confie un dépôt sacré, la vie et la santé d'une classe d'hommes aussi intéressants qu'infortunés ; que de son zèle et de ses lumières dépend leur sort, soit leur rentrée dans le monde avec la santé, soit une vie malheureuse, épuisée, avant le terme, dans les souffrances physiques et les angoisses de la captivité. Honoré d'une si grande confiance, il doit à sa noble tâche le concours de tous ses efforts.

En exigeant aussi du médecin le doctorat, la loi veut une garantie morale sur ses connaissances et son talent.

Le médecin, à l'heure du lever, doit entendre les rapports des veilleurs et des surveillants, visiter aussitôt les malades qui y sont signalés comme ayant éprouvé de l'agitation ou des accidents dans la nuit ; faire isoler ou conduire aux infirmeries ceux dont l'état réclame ces précautions ; puis ensuite, il procédera à une visite générale de tous les aliénés, et prescrira, pour ceux qui sont en traitement, tout ce qui comporte le régime de la journée. Il s'opère souvent dans la nuit de grands changements dans l'état d'un aliéné ; aussi je regarde cette visite du matin, générale et individuelle, comme de la dernière importance.

Dans le milieu du jour, et à l'heure du dîner, le médecin doit parcourir les réfectoires, et distribuer à chacun des paroles bienveillantes, tout en se renfermant dans un ton ferme et sévère à l'égard de ceux qui, sans motifs fondés de plaintes, chercheraient à troubler l'ordre. Il veillera à ce que l'alimentation soit toujours saine, suffisante, et convenablement préparée ; son attention se portera, avec une sollicitude spéciale, sur les malades qui refusent de manger ; et lorsque leur refus aura pour cause un mauvais vouloir, un caprice, une obstination systématique fondée sur l'intention de se laisser mourir de faim, il fera conduire ces malades dans un local particulier, et les fera manger de force, mais sous ses yeux, afin d'être assuré que les aliments sont consommés, et que les malades n'auront point à souffrir de l'abstinence. Cette précaution si nécessaire doit s'étendre aussi sur les malades retenus aux loges, afin que les aliments qu'on leur sert soient consommés par eux, et non souillés et perdus, comme cela arrive souvent; ce qui condamne ces infortunés à une abstinence qui provoque un délire furieux et famélique, qui les fait souvent périr. Les accidents de ce genre sont assez communs dans les établissements où l'on confie cette partie du service, si pénible et si délicate, à la barbare insouciance de certains surveillants.

A la suite des repas, le médecin doit voir et entretenir tous les malades, et pendant un temps dont la durée est limitée par leur aptitude respective à le concevoir, à l'entendre, et par l'effet qu'il croit pouvoir attribuer à ses paroles. Cette époque de la journée est celle où il tente tous les moyens de conviction, de persuasion, où il répand autour de lui l'espérance et les consolations.

Une heure avant le coucher, il fera une dernière visite, et s'assurera de tout ce qui s'est passé dans la seconde partie de la journée; donnera ses ordres, et signalera les précautions pour la nuit, selon les circonstances ; et lorsque tous les aliénés seront rentrés dans leurs dortoirs respectifs, il les parcourera pour faire ses dernières représentations sur les malades qui devront surtout fixer l'attention des surveillants. Il n'omettra jamais de visiter, à cette même heure, les aliénés retenus dans les loges. Le médecin qui remplira ainsi les devoirs de sa place, inspirera à tous les servants sous ses ordres un sentiment d'émulation dans leur accomplissement. Pourraient-ils ne pas céder à l'ascendant de l'exemple !

Tout ce que nous venons de dire relativement à l'ordre et à la direction du service, rentre directement dans le traitement moral, ou, plutôt, en doit former la base : et, sans cette base, les meilleures inspirations du médecin, ses vues les plus profondes, échoueraient dans l'application, et ne donneraient que d'équivoques résultats.

L'importance du traitement moral embrasse, à elle seule,

presque toute la thérapeutique de l'aliénation mentale. La
folie est une maladie des facultés intellectuelles, et c'est à
l'intelligence du médecin qu'il faut demander les premiers
remèdes. L'aliéné, quant à sa nature intime, est le même
homme qu'avant la perte de sa raison ; mais il est cet homme
dans l'exaltation de son caractère, dans l'exagération et la
nudité de ses penchants, de ses passions délirantes et sans
frein ; la volonté, la raison absentes, ne lui permettent plus
de soumettre ses impressions à la direction de ces régulateurs
intellectuels ; ses sensations fausses ou déréglées se heurtent
et se confondent dans les centres de perception ; et les résultats qu'elles déterminent sont des actes incohérents et des
discours sans portées : mais les grands traits du caractère
primitif du malade apparaissent encore à travers ce désordre.

Le traitement moral doit donc être fondé sur une connaissance profonde du cœur humain et des effets de ses passions ;
sur l'étude de l'homme moral et intellectuel dans les diverses
phases et positions de sa vie sociale, dans ses rapports avec
la politique et la religion, les espérances et les déceptions
de l'ambition, les illusions capricieuses de la fortune. Ces
causes agissent sur les sommités de la société comme sur le
malheureux prolétaire, mais dans une proportion diffé-
rente, et limitée dans la sphère où le renferme ses habitudes, ses vœux, son savoir et son ambition.

Outre les connaissances étendues, nécessaires au médecin
pour remplir dignement la tâche que nous lui traçons, il
est des qualités qui lui sont indispensables, et sans lesquelles
tout son savoir échouerait à l'œuvre, sans résultat satisfaisant. Ainsi, il doit joindre à la justesse de l'esprit la rapidité
du coup-d'œil et du jugement ; son caractère doit être doux,
égal et ferme à la fois ; et son cœur ouvert à toutes les sympathies, pour compâtir aux maux des infortunés qu'il dirige. Il faut, en outre (et ceci est indispensable), qu'il soit
plein de sollicitude, et doué d'une inaltérable patience et
d'un dévouement qui aille jusqu'à l'abnégation ; nulle com-
pensation ne lui est offerte pour tant d'exigence, afin de l'aider
à surmonter les fatigues, les dégoûts, et souvent même les
froissements de l'amour-propre, si ce n'est celle qu'il trouve
en lui-même dans la conscience du bien qui doit couronner
tant d'efforts.

Les préceptes du traitement moral ne peuvent se formu-
ler d'une manière spéciale, pour chaque cas en particulier,

puisqu'ils doivent varier selon les nuances du caractère des malades , et la forme d'aliénation qui les a frappé. Des observations générales, aidées de quelques applications individuelles, donneront une idée de la méthode à suivre, et des ressources que le médecin trouve toujours dans ses intentions droites et pures, sa sollicitude éclairée, et cette sensibilité de cœur, chaleureuse et sympathique, constamment féconde en inspirations heureuses, pour l'homme infirme et malheureux qui réclame des secours.

Pour opérer le plus de bien possible, le médecin doit centraliser en lui toute l'autorité relative à son service ; il doit être l'unique moteur et le centre sur lequel converge et gravite tous les subordonnés ; de sorte que leurs fonctions respectives s'identifient avec le mouvement d'ensemble, et assure ainsi la sûreté de sa marche et la certitude de ses resultats. Il doit donc décider sans appel, et être obéi sans hésitation. Plus le médecin sera obéi et respecté, plus il dominera ses malades par l'ascendant de la considération dont il sera entouré ; et c'est sous l'impression de ce sentiment que naissent toujours la confiance et la crainte respectueuse. Nous avons constamment reconnu que l'aliéné qui sent la supériorité morale de son médecin, et reconnaît l'ascendant de son autorité sur tout ce qui l'entoure, devient bientôt confiant en ses conseils et docile à ses injonctions. Amené à cette heureuse disposition, l'aliéné a fait un grand pas vers sa guérison. Après cette autorité centralisée, ce qui concilie le plus le respect et la confiance au médecin, ce sont des manières dignes et polies, et une certaine gravité dans le langage : mais cette gravité, ne l'oublions pas, doit céder le plus souvent à l'expression d'un intérêt affectueux.

Un aliéné dont toute l'intelligence est bouleversée, qu'une exaltation excessive entraîne à des actes violents, et qui, assailli par une foule de sensations, ou fausses ou déréglées, se livre à des mouvements brusques, rapides, contradictoires, sans suite, à des cris, des chants, une loquacité incoercible; un tel aliéné, et tant d'autres dans une position analogue, ne sauraient alors recevoir et comprendre les conseils de la raison ; les observations les plus sages, entièrement méconnues, n'auraient d'autre effet que de l'irriter et d'accroître son délire. Il faut recourir, en ce moment, aux impressions physiques, et s'adresser aux sensations *organiques,* puisque l'être intelligent n'a plus de *direction* ni de *volonté*. Ainsi,

4

l'isolement absolu, la soustraction de tous les stimulants des sens, du bruit, de la lumière, etc. ; un régime léger et rafraîchissant, d'abondantes boissons humectantes et même laxatives, une ou deux émissions sanguines, si la constitution du sujet le comporte, tels sont les moyens à employer en attendant une rémission qui peut se faire attendre pendant un temps qui varie de quelques heures, quelques jours, à quelques semaines. On hâte l'arrivée de cette période de calme par des bains de longue durée, ou simples ou médicamenteux, avec ou sans douches et affusions, et l'usage de quelques préparations calmantes et anti-spasmodiques.

La violence et l'exaltation s'étant amendés, le moment est venu de faire entendre des paroles consolantes et encourageantes qui raniment quelques germes d'espérance dans ces ames découragées. On y recherche avec adresse, mais toujours avec un langage bienveillant, les traces des erreurs qui nourrissaient le délire; on s'efforce, par des raisonnements simples, mais pressants et logiques, de les effacer complètement. Cette œuvre ne s'opère pas instantanément : car il faut éviter de fatiguer le malade, interrompre et reprendre la tentative suspendue ; en excite, on soutient sa confiance par des soins affectueux, des prévenances, dans la mesure de ses goûts, de son éducation ; on lui procure des distractions par des occupations du genre de celles qu'il préférait en santé. On ne négligera point les promenades, les exercices du corps, la gymnastique, les travaux champêtres, l'horticulture, qui ont eu sur les guérisons une influence si souvent heureuse, que constatent des succès inespérés. Chez les hommes instruits, et qui ont cultivé les arts d'agrément, il faut les ramener à ces occupations favorites. La musique vocale et instrumentale m'a fourni de précieux résultats pour l'emploi que j'en ai fait dans la maison que je dirigeais.

Sitôt que les sensations affectives, presque toujours préventives dans la manie continue, semblent se réveiller, et que les souvenirs de la famille reprennent leur empire, on s'étudie à tromper les regrets des malades pour des soins consolants, des attentions délicates, et en leur présentant l'espoir d'un retour plus ou moins prochain aux lieux qu'ils regrettent; on cherche, en outre, à les convaincre que la soumission absolue aux conseils qui leur sont donnés dans leur plus cher intérêt, et l'accomplissement des prescriptions qui leur sont imposées dans le même but, leur santé, sont les seules ou les plus sûres voies pour arriver à une prompte et heureuse guérison, et rapprocher le jour de leur sortie.

Quand l'aliéné est susceptible d'entendre la portée des discours qu'on lui adresse ; que son délire est calme, discontinu ; il faut, pour gagner son affection, entrer d'abord un peu dans son système d'idée, ou au moins écouter avec patience ses plaintes, ses opinions, ses vœux, ses espérances ; puis ensuite, dans des entretiens ménagés avec prudence, on revient sur chaque erreur, et on la combat avec adresse ; une première erreur reconnue, sappe bientôt tout le système. Mais il est de règle de briser bien vîte sur la discussion, si le malade se fatigue ou s'irrite : c'est un premier succès, et même un succès capital que de fixer l'attention de l'aliéné, ne fusse que pendant quelques instants. Les mêmes tentatives, renouvelées avec discrétion, amènent bientôt le malade à se rendre compte de ce qu'il éprouve, et à raisonner sur ses sensations : des entretiens, ainsi gradués, le fixent et le captivent ; et son intelligence chaque jour se raffermit et se fortifie. *Lenteur* et *progression*, telle est la règle à suivre dans l'usage des agents que l'on applique à la modification d'une intelligence malade et si facile à ébranler.

Il est, il faut en convenir, des aliénés indomptables, envers lesquels on doit s'armer toujours d'une apparente sévérité : les expressions d'un sentiment affectueux auraient pour eux les apparences de la peur, et ils n'en deviendraient que plus altiers et plus indomptables ; l'orgueil satisfait, exalterait en eux l'opinion erronée de leurs forces physiques, ou de la puissance morale que leur attribue leur délire ; s'ils se croient, par exemple, Dieux, Rois ou Conquerants, il faut, chez de tels aliénés, frapper vivement les sens par des impressions fortes et dans une direction opposée à l'erreur qui les domine.

Au *Dieu* on démontre le néant de sa puissance, en faisant fléchir sa volonté sous l'escendant de paroles menaçantes et sévères, ou par la répression énergique et prompte d'une faute, qui chez un malade moins altier eut dû passer inaperçue. Quelquefois même, un appareil de correction rigoureuse, préparé avec apparat aux yeux de l'aliéné, avec menace de le lui appliquer, si, dans un délai donné, il ne cède à ce que l'on exige de son obéissance, a suffi pour détruire, ou du moins ébranler l'illusion, et ramener le *Dieu* à l'humaine nature.

A la volonté du *Roi* on oppose une volonté plus persistante, et qui sait employer les moyens de se faire obéir, car

on appuie cette volonté d'actes de répression, qui mettent en
défaut les ordres et les paroles impératives de la majesté
en camisole. La soumission obtenue, le trône s'écroule, et
l'homme reste, avouant son impuissance. Mais l'orgueil a de
si profondes racines dans le cœur humain, que bientôt la
même erreur rend au malheureux l'illusion de sa grandeur,
mais de nouveaux moyens de correction la lui ravissent. Par
des soins assidus et des conseils appropriés à la circonstance,
on finit, dans un temps plus ou moins long, par obtenir la
guérison. Toutefois, les manies qui ont pour principe l'exaltation de l'orgueil, guérissent difficilement, et sont très-su-
jettes aux rechutes.

Quel que soit le sens dans lequel on agisse, avec douceur
ou sévérité, il faut toujours se conduire avec calcul et mesure.
Les aliénés sont, la plûpart, rusés et perspicaces ; l'emploi
de moyens imprudents, maladroits, mal combinés, donnerait
à un aliéné une faible idée des talents de son médecin, et
dès lors celui-ci perdrait aux yeux de son malade tout le
prestige de la considération et de la supériorité, et se dé-
pouillerait, par là même, de ses plus grands moyens d'action sur le succès du traitement.

Les monomanes sont on ne peut plus difficiles à diriger
sous le rapport du traitement moral; ils mettent souvent en
défaut le zèle, l'adresse et la patience; la fixité et la ténacité
de leur délire sont généralement désespérantes.

Les monomanes ne délirent que sur un seul sujet ou une
seule série d'idées ; ils se montrent, en général, aptes à dis-
cuter sur tout autre objet, et sont toujours, selon l'étendue
de leurs lumières sur le sujet en discussion, logiques et
conséquents ; cependant on remarque communément en eux
une manière de considérer les choses, qui tend à l'*origina-
lité*, par la singularité des conclusions et des conséquences
extrêmes qu'ils en tirent. Cela tient à l'activité et à la rapidité des sensations qu'éprouvent ces maniaques, d'où résul-
tent en même temps pour eux la force et les variétés des
impressions sur les objets et les choses, même étrangers à leur
délire. Ils sentent plus vivement, toute proportion gardée,
que les autres hommes ; c'est pour cette raison que toujours
défiants, toujours en garde sur tout ce qu'on leur dit ou propose, ils sont profondément dissimulés et difficiles à per-
suader. Il faut les étudier à fond, et creuser les replis de leur
âme avec lenteur et persistance, et s'efforcer de conquérir

leur affection d'abord , pour obtenir ensuite leur confiance.

Les monomanes mélancoliques , suicides , lypémaniaques , tourmentés par la démonomanie, les scrupules religieux et la crainte de la damnation , et ceux qui se croient réduits à la plus affreuse misère, ou trompés dans leurs plus intimes affections, sont, de tous les aliénés , ceux chez qui l'on observe le plus souvent ces hallucinations cruelles, illusions trompeuses d'un ou de plusieurs sens , de l'ouie , de la vue, de l'odorat, qui obsèdent et torturent les malheureux hallucinés, en les poursuivant de paroles menaçantes ou injurieuses , en les effrayant par des apparitions fantastiques, ou , enfin , en les entourant d'une foule de maux dont la réalité n'existe que dans leur imagination abusée ; ce sont ces tourments auxquels plusieurs aliénés ne peuvent se soustraire , qui leur rendent la vie odieuse et les portent au suicide , ou même au meurtre. Tel est l'erreur terrifiante de l'aliéné sous le poids d'une menace de mort, que ses sens trompés lui montrent éminente, quand une voix secrète lui crie sans cesse : *Tue , tue , verses du sang, et tu seras sauvé.*

A l'égard de tous les infortunés maniaques gémissant constamment sous la crainte incessante des malheurs imaginaires et des tortures de toutes sortes , on doit, avec une persistance infatigable , chercher à les soustraire à leurs sombres préoccupations, par des paroles douces et bienveillantes , des soins compatissants, des consolations délicates; il faut mettre en usage toutes ses ressources pour rompre la fixité des idées et leur funeste direction ; et , par des distractions variées , modifier et rectifier l'exercice des sens malades, afin de parvenir, après de longs efforts, à ouvrir, en quelque sorte , dans ces intelligences terrifiées, une voie à l'appréciation d'une erreur qui fait leur supplice. Citons quelques observations à l'appui de nos préceptes :

J'ai eu pour pensionnaire madame Z... de la R..., agée de 42 ans, mariée depuis quelques années avec un homme plus jeune qu'elle. Cette dame avait été éprouvée par de fréquents mouvements de jalousie, que ne justifiaient point la conduite de son époux. Elle devint enceinte , et accoucha d'un enfant qu'elle ne put nourrir. Dans sa couche même, survint un délire discontinu sur divers objets , qui se changea en monomanie religieuse. Il faut dire que dans les ennuis que lui causaient ses soupçons jaloux , cette dame , naturellement pieuse, avait cherché, dans les pratiques ferventes de la religion, un recours à ses maux. Elle était accouchée depuis six mois, lorsqu'on me la confia : sa maigreur était alors effrayante ; elle refusait, depuis quelques jours, toute espèce d'aliment, poussait pendant ses accès des cris lamentables, et gardait, dans leurs intervalles, un silence sombre et obstiné. Je parvins, par quelques moyens de répression, à la faire d'abord boire, puis manger ; et, au bout de six semaines, elle mangeait seule, et avait déjà repris un peu d'embonpoint. Mais elle se croyait toujours damnée, et pensait que, pour la préparer à ce supplice dès cette vie, *Satan* changeait en diables toutes les personnes qui l'approchaient. Aussi était-il prescrit à toutes les personnes qui entouraient cette malade, de redoubler d'égards et de soins affectueux ; j'étais aussi moi-même, autant par devoir que par l'intérêt que m'inspirait cette infortunée, plein de soins et d'empressements à céder à ses désirs ; et elle me dit un jour : « Mais serait-il possible, que vous, qui êtes si « bon, vous fussiez un diable aussi? que je suis malheureuse « de le croire; car je suis reconnaissante et je vous aime bien.» Avoir amené cette malade à l'aveu de ce sentiment, à ce doute, c'était lui avoir fait faire un grand pas vers la guérison. En effet, dès lors, il me fut facile de diriger cette malade. J'avais sa confiance et son affection; mes conseils furent écoutés ; je combattis ses absurdes croyances ; je leur opposai les vraies principes de sa foi ; et je combattis ses craintes de damnation par le sentiment si consolant, si plein d'espoir, que donne la confiance dans la miséricorde de Dieu et sa justice infinie. Après avoir ainsi ébranlé la fixité de sa croyance erronée, je lui créai des distractions dans une foule d'ouvrages de femme où elle avait excellé; je lui fis faire beaucoup de promenades dans la campagne ; et enfin, après six mois de traitement, cette intéressante malade rentra dans sa famille. J'ai eu le plaisir de la voir depuis ; et dans l'espace de plusieurs années sa santé n'a point été troublée.

M. Eusèbe G..., doué d'une constitution frêle et nerveuse, d'un esprit vif et d'une imagination ardente, était un poète élégiaque distingué. Marié, depuis cinq ans, à une femme charmante, à la suite de quelques dérangements de fortune, il tomba dans une sombre mélancolie, et enfin devint bientôt dangereux pour sa femme et son jeune enfant. On le conduisit à Paris, maison du docteur Prestat. Il y resta dix mois sans amélioration dans son état; il en sortit, et fut conduit dans notre maison.

A son arrivée, je vis un malheureux terrifié par la conviction où il était qu'on le menait à la mort ; car, ses premières
paroles furent celles-ci : « Ah ! Monsieur, si vous êtes père
« et époux, au nom de votre femme et de vos enfants, grâce !
« grâce ! ne me faites pas mourir. » Je le rassurai, en cher-
chant à lui prouver qu'on ne l'amenait près de moi que pour
recevoir les soins que réclamait sa santé ; qu'il serait traité
avec le zèle et l'intérêt qu'inspiraient son malheur ; qu'on
n'en voulait pas à ses jours, et qu'il trouverait, au contraire,
toujours en moi appui et affection. Ces paroles parurent un
peu le rassurer. Il était huit heures du soir ; je lui proposai de
prendre un lait de poule, dont il me paraissait avoir besoin ; il
le refusa avec obstination. J'espère, lui dis-je, que demain
vous serez plus docile à mes conseils ; vous avez besoin de
repos, je vais vous accompagner dans la chambre qui vous est
destinée. Il hésita, mais enfin il me suivit en tremblant : il
croyait qu'on le conduisait *aux oubliettes*. J'avais une chambre
réparée à neuf et fraîchement tendue de papier ; j'eus l'heureuse inspiration de l'y conduire. Il vit une chambre propre
et gaie, un bon lit. Il y eut chez lui une impression subite,
que je prévoyais, et dont plus tard il me rendit compte. Il
pensa que l'on ne traitait pas ainsi ceux que l'on voulait
faire périr, et fut rassuré sur sa vie. Je fis placer sur sa table
de nuit son lait de poule et de l'eau sucrée, en l'engageant à
en faire usage ; et je me retirai. Il dormit dans la nuit ; mais
le matin il refusa de nouveau la nourriture : il n'avait pas
touché à ce qui avait été laissé dans sa chambre. Il souffrait ;
sa bouche était sèche, ses lèvres rouges et son haleine forte ;
l'estomac s'irritait de l'abstinence. Je fis apporter une soupe
et une cotelette, et je l'invitai d'un ton ferme à manger, en lui
annonçant que je ne pouvais tolérer plus longtemps un refus
qui lui deviendrait funeste. Plusieurs interpellations étant res-
tées sans succès, je le menaçai de le faire manger de force. Alors
cet intéressant malade se jeta à mes pieds : « Monsieur, s'écria-
« t-il, vous ne serez pas assez cruel pour exiger que je me
« nourrisse de votre propre chair ! plutôt mourir mille fois ! »
Je ne pus retenir un pénible sourire : « Enfant, lui dis-je,
« assurez-vous de votre erreur par une preuve matérielle ;
« palpez-moi dans toutes les parties de mon corps, et vous
« verrez que je suis dans mon entier. Réfléchissez donc à l'ab-
« surdité de votre idée : dans quel intérêt, dans quelle vue,
« irais-je ainsi me mutiler douloureusement pour vous ali-

« menter? Soit : vous voulez déguiser votre répugnance en ce
« moment pour les viandes ; alors, mangez votre soupe, mais
« aussitôt, et je n'exige rien de plus en ce moment, si non je
« vais employer la force pour vous contraindre. » Il hésita ;
je renouvellai l'injonction d'un ton plus impératif, et il céda.
Deux ou trois fois ses refus nouveaux ont été vaincus de la
sorte ; et, au bout de quinze jours, il mangeait à la table com-
mune, mais seulement des potages, des œufs et du laitage.

Le délire de ce pauvre jeune homme était ceci : il croyait
être dominé par un *esprit malfaisant* et *infernal*, qui l'avait
condamné à ne vivre que de corps qui conservaient le sentiment et la sensibilité, même après avoir été immolés et avoir
subi la coction et les diverses préparations culinaires. Les
végétaux n'étaient pas exempts de ce martyre, et ils le subis-
saient encore dans la mastication et la digestion. Ainsi ce
malheureux était le fléau de toute la nature ; il ne pouvait
vivre et s'alimenter sans faire souffrir ; il devait cela à la
volonté de l'*esprit infernal* qui dominait son être ; il voulait
donc ne rien manger et mourir. Il mêlait à ce système erroné des idées de métempsycose, ce qui rendait sa position
encore plus cruelle, car il craignait de manger un parent
ou un ami dans une asperge ou un navet. Un jour, dans le
jardin, il marcha sur une pomme de terre, et me dit qu'il
craignait de l'avoir fait souffrir. Un autre jour il vit dans les
cours un superbe dindon, et le salua gravement. Je lui de-
mandai raison de cet acte singulier, et il me dit avec calme,
*que cet oiseau était une fausse enveloppe d'un des premiers
génies de la France, de Châteaubriand ; qu'il en était certain.*

On doit se faire une idée des difficultés que j'ai dû éprouver pour diriger ce malade ! Long-temps tous mes soins ont
été infructueux. Ce jeune homme était triste, solitaire et lar-
moyait constamment. Je m'en occupais beaucoup ; je com-
pâtissais à sa peine, je le consolais ; je lui démontrais, par le
secours des sciences, que, par état, il avait cultivées (il avait
été pharmacien), combien ses opinions étaient erronées ; je
le calmais, je l'ébranlais ; mais quelques heures après l'impression était détruite. Je m'arrêtai enfin à ce parti : je l'en-
gageai à me consigner sur le papier toutes ses opinions et ses
doutes. Il le fit ; et de mon côté, je lui donnai, par écrit, ré-
ponse à tout, en appelant à mon aide la physique, la chimie,
l'histoire naturelle, la physiologie, etc. Je puisai souvent

aussi mes arguments dans la morale et la religion. Je lui remis mon manuscrit, en le priant de le lire et de s'en pénétrer. Ce qu'il exécuta ; car je le voyais souvent, dans ses promenades, le lisant et le relisant. Au bout d'un mois, je remarquai que ses répugnances sur la plûpart des aliments avaient cessé ; précédemment il mangeait beaucoup de pain, mais à peine touchait-il aux mets ; et à l'époque que j'assigne, il n'en fut plus ainsi. Cependant il restait en lui quelques doutes ; et un jour il me dit : « Je vous crois un très-honnête homme, Mon- « sieur ; et je croirai à la vérité des assertions de votre manuscrit, « si vous me donnez votre parole que vous ne cherchez pas à « me tromper. » Je vous donne ma parole, lui dis-je, que j'ai cherché à faire passer dans votre esprit les convictions qui sont dans le mien sur les objets en discussion entre nous; et je vous affirme encore sur parole que si vous avez foi entière et con- fiance en mes conseils, dans trois mois vous serez guéri et rendu au bonheur de votre intérieur. Ce malheureux poussa un cri de joie, et me fit répéter ce que je venais de lui dire. Cette prédiction était basée, pour moi, sur les progrès du malade, vers un état de plus en plus satisfaisant; et j'étais assuré que ma promesse ajouterait encore chez lui à l'effet de mes moyens de guérison. En effet, au jour dit, madame G... vint retirer son mari. On me pardonnera la longueur de cette observation, en faveur de la singularité et de l'intérêt qu'elle présente.

Le monomane suicide réclame une continuelle sollici- tude. Souvent il paraît se rendre aux raisonnements qu'on lui fait ; il convient de ses erreurs, pleure même sur ses torts ; et c'est précisément dans ce moment de calme que trop de confiance pourrait avoir les suites les plus funestes, si elle engageait à un relâchement dans une surveillance dont sou- vent l'aliéné saurait profiter habilement pour l'exécution de son sinistre projet.

Une dame que j'avais amenée au point de pleurer de re- pentir sur une tentative de strangulation à laquelle elle s'é- tait abandonnée, avant son entrée dans l'établissement, et qui paraissait sentir combien l'accomplissement de son si- nistre projet aurait jeté de trouble et de désolation dans sa famille, et fait de tort à sa charmante fille en âge d'être ma- riée, m'avait enfin fait les plus belles promesses. Mais comme je remarquais quelque chose de contraint dans ses paroles et d'étudié dans ses pleurs, j'eus de la défiance, et je voilai ma

5

surveillance en faisant veiller en secret dans une pièce voi-
sine, au lieu de faire coucher, comme je le faisais précédemment, une surveillante dans la chambre même de la malade. Je dus m'en féliciter ; car après avoir passé une soirée
tranquille, et joué dans le jardin avec ses compagnes, cette
monomane tenta de s'étrangler dans son lit avec un ruban
fortement serré. Le bruissement de sa respiration avertit aussitôt la garde, qui se hâta de couper le ruban qu'on n'aurait pu
dénouer. Je témoignai à cette malheureuse toute mon indig-
nation de la duplicité de sa conduite ; je fus plusieurs jours
froid et sévère pour elle ; enfin je cédai à de nouveaux témoi-
gnages de repentir, mais je surveillai toujours. Pendant six
mois qu'elle resta à la maison, elle ne fit aucune nouvelle
tentative, devint laborieuse, et chercha des distractions dans
le travail, l'exercice et de bonnes lectures. Elle sortit. Je n'ai
pas eu de ses nouvelles depuis. Comme sa maladie avait eu
pour principe des ennuis domestiques, les mêmes causes ne
subsistant plus pour elle, sa guérison aura pu être solide.

Une autre jeune dame, L.... de D...., âgée de 22 ans,
charmante et douce créature, mariée depuis six mois, et
selon son goût, fut atteinte d'une monomanie suicide. Heureuse dans sa famille, heureuse par l'époux qui l'adorait, on
ne connaissait pour cette infortunée d'autre cause de maladie
que la crainte qu'elle avait manifestée plusieurs fois, et avec
insistance, avant et depuis son mariage, de ne pouvoir remplir, dans toute leur plénitude, et selon le vœu de son cœur,
tous les devoirs d'épouse et de mère de famille. Elle se ju-
geait d'une incapacité absolue ; et dans cette préoccupa-
tion, s'abstenait de tout travail, de toute occupation ; et
jugeant enfin son existence inutile aux autres, à charge et
pénible à elle-même, elle méditait constamment sur les
moyens de s'en délivrer.

Chez elle, elle s'était précipitée dans un puits, dont on la
retira heureusement ; et, depuis lors, elle avait résolu, étant
surveillée de très-près, de se laisser mourir de faim. Telle
était la position de cette jeune malade quand elle me fut con-
fiée. Je prescrivis pour cette infortunée une grande douceur
et des soins empressés ; moi-même, je cédai d'abord sur plusieurs points à ses désirs capricieux, mais sur un seul je fus
inexorable, et je voulu être obéi, en m'opposant à son système d'abstinence. Chaque jour je consacrais près d'une heure
en épuisant tous mes moyens en raisonnements et menaces

pour la faire manger ; j'exigeais peu, mais je voulais un acte
de soumission. A force de patience, le huitième jour elle
mangeait à table ; et comme dès-lors dûrent commencer mes
exhortations sur l'objet du délire, je frappai successivement la
malade par le tableau des malheurs dont ses coupables tentatives menaçaient sa famille. Je peignis l'existence flétrie et
désolée de son vieux père, le désespoir et l'avenir perdu de
son époux : d'autres fois, je commençais par établir combien
sa conduite était coupable aux yeux de la religion. Lors même,
lui disais-je, que la religion ne condamnerait pas dans votre
ame chrétienne la criminelle pensée qui vous domine, et
qu'elle vous autorisât (ce qu'elle défend expressément), à
commettre le plus grand des crimes, à attenter à votre vie ;
seriez-vous assez dénaturée pour conduire votre mère au
tombeau, et ruiner toutes les espérances de bonheur de votre
époux, d'un homme qui vous chérit et qui avait réuni sur
vous tous ses rêves d'avenir? Ces paroles, ou telles autres dans
le même sens, trouvaient toujours le chemin de son cœur, et
elle versait d'abondantes larmes. Sa sensibilité ainsi émue, je ne
voulais pas ébranler davantage ; je changeais de conversation;
je faisais faire une promenade, puis je l'engageais à faire une
lecture. Je lui fis bientôt commencer mains petits ouvrages de
femmes, dont elle finit par s'acquitter fort bien. Je pris texte
de ces résultats, pour lui démontrer son aptitude à s'acquitter
de tous les devoirs d'une femme dans son ménage. Enfin, par
une continuation de moyens analogues, au bout de quatre
mois, cette intéressante jeune femme fut rendue aux embras-
sements de son époux.

Un monomane, D..., atteint d'une gastrique chronique,
pour laquelle il suivait un régime approprié, attribuait ses douleurs à un reptile qui lui mordait les entrailles, et voulait à toute
force que je le débarrassasse de cet hôte incommode ; il menaçait même de s'ouvrir le ventre pour s'en délivrer. Je l'a-
musai par des promesses, jusqu'à ce que je pusse me procurer
un gros lézard, que je fis mettre le soir dans le vase où un
laxatif le força à déposer plusieurs selles. On lui fit explorer
le résultat du remède, et il fut satisfait. Ce malade alla bien
pendant quelques jours; mais l'indiscrétion d'un domestique
me fit perdre le succès de mon stratagème. Le malade reprit sa
manie ; et ainsi désabusé, il perdit en partie la confiance qu'il
avait en moi, parce qu'il voyait que je l'avais trompé. Cet aliéné
passa, au bout de deux mois, dans la maison de Bourg, et peu-

dant ces deux mois l'idée de la présence de son reptile reprit toute sa fixité.

Il est des monomanes dont le délire est on ne peut plus difficile à caractériser; en voici un exemple : Un jeune homme de 32 ans, ancien militaire, à la suite de longs abus de régime, devint misantrope, morose, haineux, et menaçant pour ses proches et ses amis. On me le confia, et il entra à l'établissement pendant un de mes courts moments d'absence; et à mon retour, je vis un jeune homme de fort bonnes manières, qui vint à moi, me salua poliment, et me dit qu'il espérait qu'il n'aurait qu'à se féliciter de l'événement qui le faisait mon commensal. Ce langage me surprit; mais je répondis à cette politesse par une protestation de bon vouloir et de dévouement; et je me promis d'étudier avec soin cet individu. Plusieurs jours se passèrent, sans que je pusse remarquer, ni dans ses paroles, ni dans ses actes, la moindre chose qui pût me faire soupçonner en lui un trouble mental. Le malade se promenait, lisait, fumait, jouait au billard, aux échecs; empaillait des oiseaux avec beaucoup d'adresse, et conversait sur tous les sujets avec le plus grand sens. Il ne demandait néanmoins nullement à sortir; et cependant, il était témoin des sorties de plusieurs convalescents, qui allaient à la promenade. Je commençais à craindre d'être l'instrument d'un intérêt particulier, lorsque je reçus des parents de ce malade une lettre, dans laquelle on me priait de supprimer sa correspondance, qui n'était que l'expression d'un délire furibond, distribuant à tous la menace et la calomnie, et insultant ainsi aux personnes les plus recommandables de sa ville natale.

Je fus surpris de cet avis; et le jour même je fis arrêter les lettres que ce malade envoyait à la poste; et dans le cours de la conversation je lui fis remarquer que les personnes à qui il écrivait n'étaient point exactes à lui répondre, puisque, depuis son arrivée, je n'avais reçu aucune lettre à son adresse. Vous faites erreur, me dit-il, Monsieur, on répond à toutes mes lettres, courrier par courrier, mais la nuit, et par des moyens de moi seul connus, que je les reçois. Je vis dès lors que j'avais affaire à un pauvre halluciné, chez lequel le silence et les ténèbres, en privant les sens de toute impression extérieure propre à les distraire, laissaient plus d'empire et de fixité aux inspirations erronées de son esprit malade. Tous les hommes, d'ailleurs, savent que, dans l'état de santé le plus parfait, les inspirations et les projets de la nuit, plus exaltés que solides, ne survivent pas, en général, à l'éclat du jour et à l'examen de la raison.

Comme je connaissais la plûpart des individus sur lesquels portaient les déclamations délirantes de mon malade, je parvins, en lui parlant de son pays, à mêler leurs noms dans la conversation, sans émettre sur leur compte aucune opinion, afin de laisser libre cours à la sienne ; et bientôt mon pauvre monomaniaque se décela tout entier. Cette tentative ne fut point renouvelée, mon but était atteint. Je m'attachai constamment à éloigner du malade tout ce qui aurait pu réveiller en lui des souvenirs irritants ; je cherchai à le distraire, en multipliant et en variant ses occupations ; enfin il se trouvait heureux, et avait perdu l'habitude de sa correspondance nocturne. J'ignore quel est aujourd'hui sa position.

Lorsqu'un chef d'établisssement sait baser son autorité sur l'affection et le respect qu'il inspire à ses malades, il parvient à diriger, avec facilité, même les plus furieux, par le seul ascendant de sa présence et de sa parole.

J'avais un maniaque dont les accès de fureur se renouvelaient fréquemment, et pour la cause la plus légère. Un mot, un geste mal interprété de sa part, excitaient sa violence ; et, dans cet état, il devenait d'autant plus redoutable, qu'il était soutenu par le sentiment exagéré de sa force physique. Néanmoins, j'avais étudié ce caractère fougueux, et j'avais su m'en faire craindre et aimer ; et il était rare que dans ses violences mêmes, ma voix ne le fît rentrer promptement dans le calme. Un jour j'avisai de ma chambre un domestique qui fuyait à toutes jambes ; je sortis, et je vis ce malade, le visage et l'œil en feu, qui se dirigeait contre le domestique, en brandissant une bûche en forme de massue. J'avance sur lui en le regardant fixement : « Eh ! quoi, lui dis-je, F....., vous que je « croyais mon ami, vous qui avez de l'éducation, de nobles « sentiments, vous portez ainsi le trouble dans ma maison, « et ne craignez pas de commettre une lâcheté, en pour- « suivant, armé d'une massue, un homme bien plus faible « que vous ? Jetez cette bûche à l'instant, et me donnez la « main, pour que je vous pardonne. » Le furieux s'arrêta, la bûche fut lancée au loin, et il vint me demander pardon, me protestant de ses regrets de m'avoir affligé. Ce même jeune homme me fit un jour un rempart de son corps, et corrigea vertement un aliéné qui me menaçait.

Dans ces circonstances difficiles, il faut être maître de tous ses mouvements, se bien posséder, et ne dire au malade que ce qui, d'après la connaissance de son caractère, doit faire impression sur lui ; car telles paroles qui calmeraient l'un pourraient irriter l'autre. L'habitude et le tact sont ici les seuls maîtres.

J'avais un prêtre violent et vigoureux, âgé de 40 ans. Son délire était presque continu et accompagné de vociférations et d'imprécations révoltantes. Par respect pour le caractère dont ce malheureux était revêtu, et dans la prévision de lui éviter pour la suite des regrets sur des actes dont il pourrait conserver le souvenir, je le tenais constamment dans un promenoir séparé, où je le visitais plusieurs fois par jour. Jamais il ne m'avait menacé : mais un jour un domestique entra dans ce promenoir, laissa la porte ouverte, et le malade s'échappa furieux à travers les jardins. J'avais ma canne sous le bras, et je rentrais à la maison, à l'instant où ce furibond se lança sur moi. Il était à trois pas, je levai ma canne, « Monsieur, « lui dis-je, ne vous oubliez pas au point de me frapper ; car « en me manquant ainsi, vous vous manqueriez à vous-même, « et au caractère sacré et indélébile que je veux encore res- « pecter en vous. » Cet homme s'arrêta ; et, honteux de lui-même, se dirigea seul vers le promenoir dont il s'était échappé. A quelques mois de là, ce malade convalescent me disait qu'il n'oublierait jamais cette scène ; que mon attitude et mes paroles lui avaient inspiré, dès ce moment, pour moi, un profond respect, et avaient contribué beaucoup à lui faire apprécier son état et rentrer en lui-même ; et de ce moment, et jusqu'à sa parfaite guérison, ce digne prêtre a été à mon égard on ne peut plus soumis et affectueux.

Un élément indispensable et très-influant dans le succès du traitement moral, c'est la fixation d'un réglement de police intérieur, sage et scrupuleusement suivi ; sans cela l'autorité du médecin n'étant point soutenue par la soumission absolue des gens de service, serait illusoire aux yeux des malades, et tous ses efforts pour leur imprimer une bonne direction, s'épuiseraient sans résultats utiles. Il faut aussi que, par ce réglement, les attributions soient parfaitement reparties entre les servants des deux sexes, de manière que chacun, en remplissant ses devoirs, n'éprouve ni collisions, ni obstacles, ni jalousie.

Les personnes employées dans un établissement d'aliénés

ont une triple série de devoirs à remplir : 1° envers le médecin et le directeur ; 2° envers les malades ; 3° enfin entr'elles-mêmes.

1° Les obligations envers le médecin et le directeur consistent à exécuter fidèlement et sans hésitation les ordres qu'ils donnent, et à ne s'écarter jamais des prescriptions qu'ils jugent convenables.

2° En ce qui concerne les malades, il doit être recommandé, de la manière la plus expresse, d'avoir pour eux tous les égards que méritent leur malheur et leur position, et, surtout, toute l'indulgence compatible avec le maintien du bon ordre. Tous surveillants et servants doivent s'abstenir, sous peine d'être révoqués, de leur adresser des paroles dures ou mortifiantes : au médecin et au directeur appartient seul le droit de prendre quelquefois un ton ferme et sévère lorsque la circonstance le commande. Mais le langage de la douceur, le ton de la bienveillance, sont les seuls convenables dans les rapports des surveillants avec les aliénés.

Quand il devient nécessaire d'appliquer quelques moyens de répression, dans le cas seulement de violence ou de voies de fait de la part des aliénés, les surveillants devront en référer au médecin, ou, en son absence, au directeur ; et ce n'est que sous leurs yeux, et d'après leurs ordres, que la répression doit être appliquée.

Les seuls moyens de répression sont la réclusion, pour quelques heures, dans une chambre ou dans une loge en cas de fureur, avec ou sans camisole, selon la circonstance. Quand il n'y a que menace ou voie de fait peu importante, on ne doit pas priver l'aliéné de la liberté, mais seulement lui appliquer la camisole, pour un temps mesuré sur la gravité de son tort.

Les surveillants de chaque sexe doivent coucher dans les dortoirs des aliénés de leurs sexes respectifs ; leur devoir est de veiller aux besoins et à la tranquillité des malades. En outre, un veilleur pour chaque sexe, doit, plusieurs fois dans la nuit, se mettre en rapport avec les surveillants qui deviennent veilleurs à tour de rôle, pour être toujours à même, et à temps utile, de faire son rapport au médecin sur les accidents de nuit qui pourraient réclamer sa présence ; et ces accidents sont quelquefois de nature très-graves : telles sont les tentatives de suicide, les attaques d'apoplexie, et une foule d'autres. Les surveillants doivent porter surtout leur sollicitude sur cette habitude funeste, si fréquente chez les aliénés, habitude qui les épuise, exalte leur irritabilité, entrave les progrès de leur guérison, et les conduit au marasme, à la mort, ou à une idiotisme incurable.

Nous ne parlerons pas des soins de propreté, du changement convenable du linge de corps et des lits, de la bonne tenue des vêtements ; toutes ces choses sont bien réglées dans l'asile des aliénés du Jura.

On ne doit pas se hâter de se prononcer sur l'incurabilité de l'aliénation, bien que sa durée compte déjà une ou plusieurs années. On a vu des guérisons obtenues bien tardivement à la suite de soins persistants et bien dirigés.

Cependant, chez un homme âgé, la démence que n'accompagne pas quelques mouvements de récrudescence et d'excitation, ne laisse plus de chances de guérison, celle qui a frappé un sujet jeune et dans la force de l'âge, n'est pas incurable de nécessité absolue.

L'idiotie est incurable pareillement, sinon celle qui survient accidentellement à la suite d'une violente commotion morale.

La paralysie qui survient et s'accroît progressivement dans le cours d'une aliénation mentale, la frappe d'incurabilité, et annonce la mort, dans la durée de trois à neuf mois. Cependant on compte quelques rares exceptions à cette règle ; ces exceptions sont pour des cas qui succèdent à une maladie aiguë ou à une légère apoplexie ; et, par leur excessive rareté, ils confirment plutôt qu'ils n'infirment le pronostic de mort.

Dans un établissement bien tenu, la mortalité ne doit pas dépasser le douzième de la population, en admettant même des circonstances accidentelles défavorables. S'il en est autrement, on doit supposer l'action continue et cachée de quelques causes locales de destruction ; on doit s'attacher sans relâche à les reconnaître et à les détruire, si elles sont de nature à disparaître.

Quand les aliénés sont guéris, il ne faut pas se hâter de les rendre à leurs anciens rapports de famille ; les visites des parents doivent être ménagées avec prudence, et n'être permises que sur l'ordre du médecin. Combien n'avons-nous pas vu de malades convalescents et presque guéris, rechuter dans une maladie de plusieurs mois, ou tomber dans une manie incurable, pour avoir été imprudemment exposés à des visites de parents ou d'amis ! Il faut mettre une réserve infinie et une

insensible graduation dans le retour aux affections de famille. Il faut d'abord étudier l'effet des correspondances,
puis des visites des simples connaissances, puis de celles des
amis, et enfin des parents. En général, la règle à établir est
que le temps de la convalescence doit être égal à celui qu'à
duré la maladie ; mais dans tout état de chose, et dans la
plus courte durée, il devrait être de trois mois au moins,
et d'un an au plus. Voilà la règle que dicte la prudence, et
qu'a justifié l'expérience.

Aussi est-il toujours très-embarrassant de délivrer à un
aliéné sortant un certificat de guérison, et de baser son as-
sertion sur des données de quelque poids.

On doit toujours conseiller, toutes les fois que la chose est
possible, de soustraire l'aliéné, après sa sortie, à l'action des
causes physiques et morales qui ont pu provoquer sa maladie.
Il en est que l'on peut détruire, éloigner et faire disparaître ;
mais, le plus souvent, elles ne peuvent être anéanties, et on
est réduit à s'étudier à en émousser, à en affaiblir l'action par
des efforts de raison, et l'effet lent et successif de l'habitude.

Chez les hommes éclairés, la folie est surtout provoquée
par des causes morales, tandis que les causes physiques déterminent ordinairement cette triste maladie dans les classes
ignorantes.

Néanmoins, les asiles publics, ouverts aux pauvres aliénés,
reçoivent encore souvent des infortunés qui ont eu une position sociale plus au moins élevée, et chez qui quelquefois
l'éducation était jointe à la fortune. Il faut que le médecin
s'attache à découvrir dans la foule ces tristes jouets du sort,
qui, précipités d'une position élevée, ont ressenti plus de
brisements de la chute, et qu'il mette ses moyens de soulagement à la hauteur de leur infortune. Dans la classe villa-
geoise et peu instruite, les passions ont aussi leurs déborde-
ments ; l'amour, la haine, le désir des richesses, y comptent
souvent des victimes ; mais dans nos campagnes, dans nos
montagnes, le fanatisme, né d'une religion peu éclairée, mal
entendue, favorise surtout ces diverses formes de délire religieux ou démoniaque, si difficiles à guérir.

Nous répéterons donc, en terminant, qu'une bonne direction dans le traitement moral aura toujours un grand effet
sur les progrès de la guérison, et que sa négligence ou son
inintelligente application, laissera souvent sans efficacité les
agents médicamenteux les mieux appliqués.

Le médecin d'un établissement d'aliénés doit donc , ainsi
que le veut la loi et le sentiment du devoir que l'humanité lui
dicte, se CONSACRER ENTIÈREMENT à sa pénible mais bien noble tâche , et passer des heures longues et studieuses au milieu
des infortunés dont il doit être et l'espoir et l'appui. Comment
obtiendrait-il autrement la connaissance si intime et si nécessaire de cette masse d'individus qui offrent, avec des nuances
de caractères infinis, des variétés de phénomènes morbides si
divers , dus à des causes éloignées et déterminantes, toujours
si difficiles à apprécier ? Et après cette étude approfondie , il
reste à saisir avec sagacité les indications , souvent si fugitives ,
et à en déduire les règles et les bases du traitement.

Pour obtenir du médecin des travaux aussi importants , et
exiger qu'il se *consacre* à son service , il faut, de toute nécessité , que des émoluments convenables lui assurent une
existence honorable, et rémunèrent une partie des sacrifices
qui lui sont imposés. 500 francs, alloués aujourd'hui, sont
insuffisants, sinon pour le service des infirmeries qui réclame
une demie heure par jour et une seule visite. Mais pour faire
le service de l'établissement de cent cinquante à deux cents
aliénés , tel qu'il doit être fait selon le vœu de la loi , les progrès de la science et le bien de l'humanité, tel, en un mot,
que nous l'avons décrit dans ces quelques pages, nous pensons
que 2000 francs assignés au traitement du médecin en chef,
serait un chiffre modique , mais suffisant.

L'administration craint d'augmenter la dépense ; et cependant on se propose de doubler le nombre des aliénés, ce qui
semble contradictoire. Les frais du personnel aujourd'hui s'é-
lèveraient, d'après le vœu de M. le Sous-Préfet, à 3000 francs,
savoir : 1800 francs au directeur , 400 francs à son secrétaire ,
et 800 francs au médecin.

Pour un service de deux cents aliénés , nous porterons ,
pour le même personnel 4300 francs , c'est-à-dire une aug-
mentation de 1300 francs , et ainsi répartis :

Au directeur ,   2000 fr. net, à charge par lui de
                        payer temporairement un
                        secrétaire, s'il le juge con-
                        venable.
Au médecin en chef, 2000 fr.
Et en outre,   300 fr. pour un adjoint.

Cet adjoint n'aurait qu'un service accidentel et discontinu ;
car il y aurait inconvénient pour le succès du traitement ,

que deux médecins dirigeassent les malades en même temps, et se partageassent l'autorité. Le médecin adjoint suppléerait le médecin en chef en cas d'empêchement, et répondrait à son appel pour tous les besoins du service. Du reste, il serait libre, pour son instruction, de suivre les visites quotidiennes du médecin en chef.

Cet emploi serait un avenir pour un jeune médecin, et, sous ce rapport seul, lui offrirait de notables avantages.

3000 francs pour un personnel de quatre-vingt-dix malades, population actuelle de la maison, donnent, par malade, 33 francs 33 centimes, et 4300 francs pour deux cents malades, donnent, par individus, 21 fr. 50 c. La nouvelle disposition est donc proportionnellement d'un tiers plus économique.

Le nombre de huit surveillants ou surveillantes suffit pour deux cents aliénés, en leur adjoignant, comme je l'ai déjà proposé, un pareil nombre de sous-surveillants, choisis parmi les convalescents, qui, d'après la remarque que j'en ai faite, sont très-propres à un pareil service.

Ainsi donc, dans l'arrangement dont nous offrons la base, on conserve M. le Directeur; et je partage parfaitement l'opinion de M. le Sous-Préfet sur les motifs graves qui militent en faveur de sa conservation.

On aurait enfin un médecin en chef attaché spécialement à l'établissement, et qui, vu le chiffre de ces émoluments, serait tenu de se *consacrer* à son service, et de visiter plusieurs fois par jour la *totalité* des aliénés, en établissant le service de la manière que nous l'avons plus haut exposée.

On aurait, en outre, un médecin adjoint, pour suppléer à toutes les vacances accidentelles du titulaire.

Et pour assurer un service aussi régulier, aussi utile dans ses résultats, et digne d'un grand établissement contenant deux cents aliénés, on ferait un sacrifice de 1300 francs; sacrifice, nécessité ce me semble, par l'engagement pris par notre département d'admettre les aliénés du Doubs, à 0 franc 85 centimes par jour. Cet arrangement emporte, on n'en saurait douter, l'engagement tacite de donner à l'établissement tous les moyens d'assurer sa prospérité, et de procurer aux infortunés qui y seront admis tous les secours dont l'art peut disposer pour rendre plus probables et plus nombreuses les chances de leur guérison.

Le réglement en usage dans l'asile du Jura est sage, et décèle partout le zèle et la philanthropie qui a présidé à sa rédaction. Cependant, d'après la nouvelle loi et l'ordonnanne d'exécution qui la suivie, ce réglement doit subir quelques modifications, afin, surtout, d'enfermer dans leurs limites respectives les attributions du directeur et du médecin.

Les vues que nous présentons dans ces quelques pages, sont généralement applicables à un établissement départemental ou à un asile privé. Toutefois, dans ce dernier, le prix élevé de la pension et les habitudes sociales des pensionnaires, réclament plus de soins dans la tenue du logement et de l'ameublement, plus de recherche et de délicatesse dans la nourriture, et enfin un choix encore plus sévère dans les gens de service; car, dans le but qu'ici l'on se propose, les servants doivent non-seulement être pourvus de cette moralité et de cette intelligence indispensables, mais encore de cette douceur dans les manières et de cette politesse naïve du cœur, qui est une garantie sur les bons rapports des malades et des servants. Pour une maison de quarante aliénés et au-dessous, admettant les deux sexes, le nombre des surveillants uniquement consacrés au service des malades, doit être au moins de un sur cinq. Il est des asiles destinés aux riches, où chaque aliéné a son surveillant; mais ordinairement deux malades sont confiés au même serviteur.

Nous serions heureux si les vues que nous osons ici présenter à l'autorité, pouvaient quelque peu contribuer à améliorer le sort des pauvres aliénés, et hâter les résultats salutaires d'un mode de traitement philosophiquement dirigé, et basé sur les prescriptions protectrices de la nouvelle loi.

Simple citoyen, nous pourrions être taxé de céder à l'inspiration d'un zèle indiscret, en élevant la voix sur un sujet sur lequel on ne nous demande point de conseils; mais nous sommes médecin, et, à ce titre, le dévouement à l'humanité est pour nous un culte et un auguste ministère. Dès lors, dans tout ce qui intéresse le bien-être, la vie et la santé de l'homme, l'énonciation des vérités utiles devient un impérieux devoir; et le médecin ne doit, sous aucune considération, taire les faits que l'expérience lui a fait apprécier, quand ces faits sont de nature à soulager les maux de l'homme, et surtout de l'homme si malheureux et si digne d'intérêt. Exprimer franchement la vérité, est donc, dans cette circonstance, l'accomplissement d'un devoir consciencieux.

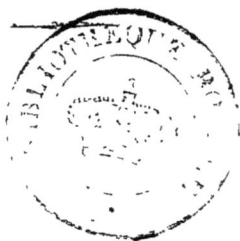

www.ingramcontent.com/pod-product-compliance
Lightning Source LLC
Chambersburg PA
CBHW071410200326
41520CB00014B/3378